SCHNELLE HILFE FÜR HARTE ZEITEN

Die Deutsche Bibliothek – CIP-Einheitsaufnahme

Ein Titeldatensatz für diese Publikation ist bei
Der Deutschen Bibliothek erhältlich.

Die englische Originalausgabe erschien 1999 bei
Frances Lincoln Limited, 4 Torriano Mews, Torriano Avenue,
London NW5 2RZ, Großbritannien,
unter dem Titel *The Little Book Of Crisis. How To Cope With Change*

Aus dem Englischen von Elisabeth Liebl
Lektorat: Claudia Alt

1. Auflage 2001
ISBN 3-7626-0821-0

Satz: CSF · ComputerSatzGmbH, Freiburg i. Br.
Druck und Bindung: Druckerei Ernst Uhl, Radolfzell
Printed in Germany

Schnelle Hilfe für harte Zeiten

KRISEN UND IHRE BEWÄLTIGUNG

Sally-Ann Lipson

Bauer
Verlag Hermann Bauer
Freiburg im Breisgau

Einführung

Jeder Mensch steht irgendwann einmal in seinem Leben an einem Scheideweg, und kein Wegweiser, kein Orientierungspunkt ist in Sicht. Niemand ist da, der uns sagen könnte, wie es denn nun weitergehen soll. Plötzlich finden wir uns auf unvertrautem Terrain wieder, fühlen uns ängstlich und verlassen, weil wir die Kontrolle verloren haben. Unser Leben hat sich verändert, und das macht uns Angst.

Veränderungen machen uns Angst, weil wir uns meist auf vermeintlich unveränderliche äußere Umstände, auf vertraute Menschen stützen. Das gibt uns ein Gefühl von Stabilität und Beständigkeit in unserem Leben. Solange sich an unserer gewohnten Umgebung nichts ändert, ist alles in Ordnung, und wir fühlen uns sicher. Werden wir plötzlich mit einer neuen Situation konfrontiert, stecken wir den Kopf in den Sand und hoffen, uns so vor Veränderungen schützen zu können.

Die bittere Wahrheit ist aber nun einmal, dass nichts so bleibt, wie es ist. Alles ändert sich: unser Körper, unsere Überzeugungen, unsere Meinung über uns selbst und unsere Mitmenschen. In diesem sich ständig verändernden Universum ist der Wechsel das einzig Beständige. Er mag uns zwar in Angst und Schrecken versetzen, aber wir können lernen, besser mit Veränderungen umzugehen.

Jede Krise durchläuft verschiedene Phasen, die natürlicher Bestandteil des Geschehens sind. Jeder Mensch durchlebt die einzelnen Phasen einer Krise in seinem individuellen Tempo und hat seine individuelle Strategie der Bewältigung. Aber welche Phase du auch gerade durchmachst: Keine dauert ewig.

Mein größter Wunsch wäre es, du könntest bei der Lektüre dieses Buches erkennen, dass die Krise, die du augenblicklich durchlebst, vielleicht das wichtigste Ereignis in deinem Leben ist. Ich habe die Erfahrung gemacht, dass in jeder Krise auch ein Geschenk an uns verborgen ist. Wir müssen uns nur die Frage stellen: Bin ich bereit, dieses Geschenk anzunehmen?

Die Gabe, die eine Krise für uns bereithält, ist etwas Einzigartiges. Keiner kann voraussagen, was es sein wird oder es bei Nichtgefallen umtauschen. Vielleicht gewinnen wir dadurch mehr Verständnis für uns und andere? Mehr Freiheit? Neue Freunde? Sei offen und hab Geduld, bis es auf dich zukommt.

Krisen geben uns Gelegenheit, uns zu entwickeln und zu wachsen.

Unser Geschenk wartet auf uns.

Veränderungen

Mögliche Situationen,
die uns in eine Krise stürzen können.

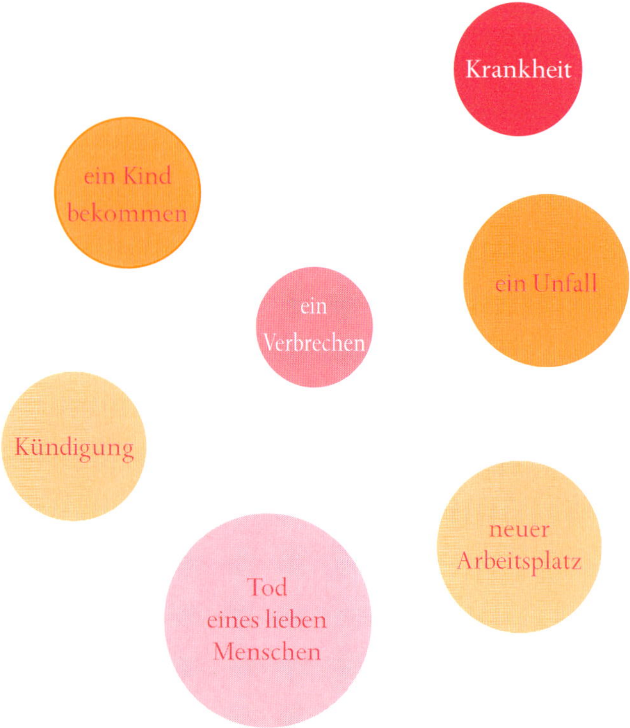
Krankheit
ein Kind bekommen
ein Unfall
ein Verbrechen
Kündigung
neuer Arbeitsplatz
Tod eines lieben Menschen

globale
Bedrohung:
Krieg,
Wirtschafts-
krise

Scheidung
oder
Heirat

Geld-
probleme:
reicher werden
oder
ärmer

Umzug

befördert
werden

sich trennen
oder wieder
zusammen-
gehen

Kinder
gehen aus
dem Haus

Manche dieser Möglichkeiten könnte man auch als Veränderung zum Guten bezeichnen, trotzdem können sie eine Krise auslösen.

Erkennen

Was uns auch aus der Bahn geworfen hat,
zu irgendeinem Zeitpunkt erkennen wir:

Unser Leben hat sich verändert

Bist du schon an diesem Punkt angelangt,
dann hast du allen Grund, dich zu freuen.
Sobald du erkennst, dass du in einer Krise steckst,
kannst du beginnen, die Situation zu verändern.

Die innere Krise

Veränderungen in der Außenwelt sind nur
die eine Seite der Medaille.
Auch in unserem Inneren gibt es potenzielle Krisenherde:

Überzeugungen

Ich habe alles im Griff.

Ich brauche keine fremde Hilfe.

Einstellungen

Scheidung kommt nicht in Frage.

Geld ist mir nicht so wichtig.

Gefühle

Ich fühle mich geliebt.

An diesem Ort fühle ich mich sicher.

und Erwartungen

Ich arbeite, bis ich 65 bin.

Meine Eltern werden immer für mich da sein.

Erschütterungen

Veränderungen können unsere Überzeugungen in einen einzigen Scherbenhaufen verwandeln. Wenn uns das passiert, dann fühlen wir uns:

verzweifelt

ängstlich

verrückt

schutzlos

ausgeliefert

panisch

verloren

Doch Krisen haben auch ihre guten Seiten.

Wenn alte Überzeugungen zerbrechen, eröffnet sich uns ein Freiraum, in dem wir uns verwandeln und wachsen können.

Krisen können uns Wege zu neuen Horizonten aufzeigen. Sie lehren uns, auf Dinge zu achten, vor denen wir sonst die Augen verschließen wollten.

Schau auf dein bisheriges Leben zurück und stell dir die ehrliche Frage, in welchen Phasen du am meisten gelernt hast.
War das womöglich damals, als alles schief ging und das Leben dich kräftig durchgebeutelt hat?
Wenn es uns gut geht, sind wir meist recht lernfaul.

Verwandlung

Krisen liefern uns die Antriebskraft, die wir brauchen, um uns zu verwandeln.
Welche neuen Seiten deiner selbst könnten aus den tosenden Wogen deiner Krise auftauchen?

Geduld
Mitgefühl
Mut
Weisheit

Welche seelische Qualität könnte das sein?

Vertrauen
Anmut
inneres Feuer
Heiterkeit

Mach dir keine Sorgen,
wenn du darauf nicht spontan antworten kannst.

Kreativität
Hoffnung
Versöhnung
Kraft

Die Antwort muss in dir reifen.

Freude
Verständnis
Stärke
Liebe

5 Phasen der Verwandlung

Eine Krise ist ein tief greifender Prozess der Veränderung. Sie hört von ganz allein wieder auf, wenn sie ihren natürlichen Endpunkt erreicht hat. Auf den nächsten Seiten wird beschrieben, welche Phasen wir in einer Krise durchlaufen.

1 VERDRÄNGEN

2 WUT

3 VERHANDELN

Man kann nie im Voraus sagen, wie lange eine Phase jeweils dauern wird oder in welcher Reihenfolge sie auf uns zukommen. Vielleicht springen wir kreuz und quer durch alle fünf Phasen oder machen eine mehrfach durch. Auch das ist in Ordnung. Es gibt keinen Grund, sich deswegen Sorgen zu machen.

5 AKZEPTIEREN

4 TRAUER & DEPRESSION

Du bist dort, wo du jetzt sein musst.

1 VERDRÄNGEN

Ich will davon nichts wissen.

Mit mir ist alles in Ordnung.

Das kann nicht sein.

Wenn wir die Augen vor einer Situation verschließen, können wir die Geschehnisse seelisch nicht aufarbeiten.

Wir wollen an die ganze Sache nicht denken und auch nicht darüber reden.

Vielleicht empfinden wir sogar eine gewisse Gleichgültigkeit.

Verdrängen und eine gewisse Apathie stellen eine seelische Schutzfunktion dar, die uns über den ersten Schock nach einem Schicksalsschlag hinweghilft. Sie ermöglicht uns, mit der veränderten Situation schrittweise, in unserem eigenen Tempo ins Reine zu kommen.

2
WUT

Das lass ich mir nicht bieten!

Das verzeihe ich ihm nie!

Das ist ungerecht!

Du weißt doch gar nicht, wie das ist!

Das ist alles nur ihre Schuld!

Wenn wir allmählich bereit sind, uns mit unseren Schockerlebnissen auseinander zu setzen und uns zu fragen, was uns passiert ist, verwandelt sich unsere Apathie in Wut.

Alles und jeder bringt uns in Wut.

Nichts ist so, wie es sein sollte.

In dieser Phase geben wir anderen an allem die Schuld.

Unsere Wut ist ebenso natürlich wie heilsam. Wir können unserer Wut auf eine Weise Ausdruck verleihen, dass wir weder uns noch andere verletzen. Näheres dazu folgt später im Buch.

3 VERHANDELN

Wenn ich jetzt den Abwasch erledige, brauche ich diesen Anruf nicht zu machen.

Wenn ich regelmäßig in die Kirche gehe, dann wird Gott schon alles in Ordnung bringen

In dieser Phase versuchen wir den einen oder anderen Kuhhandel mit Familie oder Freunden.

Oder wir versuchen, mit Gott Geschäfte zu machen (oder mit einer anderen spirituellen Kraft).

Verhandeln ist der Versuch,
die neue Situation unter Kontrolle zu bekommen
oder das Unvermeidliche doch noch abzuwehren.

4 TRAUER & DEPRESSION

Mein Leben hat keinen Sinn.

Wozu soll das gut sein?

Wozu soll ich mich anstrengen?

Wenn ich das ungeschehen machen könn

Wenn ich das gewusst hätte!

Krisen haben immer mit Verlust zu tun. Irgendwann dämmert uns die Erkenntnis, dass das Leben nie mehr so sein wird wie vorher.

Das macht uns unglücklich, und wir trauern um das, was wir verloren haben.

Manchmal werden aus unserer Trauer Depressionen. Dann haben wir vielleicht sehr wenig Energie.

Und fühlen uns in jeder Hinsicht am Boden zerstört – körperlich, geistig, seelisch und spirituell.

So wie die Nacht auf den Tag folgt,
gehören diese Gefühle zu diesem Verwandlungsprozess.
Wir werden uns nicht immer so fühlen.

5 AKZEPTIEREN

Ich HAB' es!

Jetzt geht's mir wieder gut!

JA!

Plötzlich sehen wir die Dinge mit anderen Augen. Irgendwas hat »klick« gemacht.

Vielleicht ist die Welt um uns herum die gleiche, aber etwas in uns ist anders.

Selbst wenn diese Phase noch in weiter Ferne zu liegen scheint: Wir haben die Kraft, an diesen Punkt zu gelangen.

Akzeptieren, was geschehen ist, bedeutet nicht, dass wir uns auf die Seite der Verlierer stellen. Im Gegenteil: Wenn wir die Wirklichkeit annehmen können, sind wir die Sieger.

Auf die Verwandlung vertrauen

Deine Empfindungen in jeder Phase einer Krise sind wichtig für deine Weiterentwicklung, auch wenn sie noch so schmerzhaft sind. Der einzige Weg heraus führt durch sie hindurch. Nimm dir die Freiheit, Krisen als

fließenden

Prozess

zu betrachten, der in steter Veränderung und Bewegung ist.
Du wirst nicht immer an dem Punkt bleiben,
an dem du jetzt stehst.

VERTRAU AUF DAS, WAS GESCHIEHT.

Dein Instinkt sagt dir vielleicht, dass du gegen die
Veränderung ankämpfen solltest.
Ich werde mich NICHT ergeben!

Möglicherweise empfindest du es als Niederlage,
wenn du die Veränderungen akzeptierst.
Ich werde mich NICHT ergeben!

Mit aller Macht versuchst du,
das Leben wieder in seine alten Bahnen zu zwingen.
Ich KRIEG das hin!

In Wirklichkeit gibt es keine Möglichkeit,
den Krisenprozess zu kontrollieren.
Leg die Waffen nieder und:

Vertrau auf das, was geschieht.

Das kann dir ein Gefühl großer Erleichterung und Freiheit geben.

Stell dir eine Krise als Knoten in einem Strick vor. Je heftiger du an den Enden des Seiles zerrst, desto fester zurrst du den Knoten. Schiebst du jedoch die Seilenden behutsam durch die Schlinge zurück, wird der Knoten allmählich locker. Leistest du einer Veränderung Widerstand, so ist das, als zögst du an den Enden des Strickes. Überlass dich dem Geschehen, dann hilfst du dem Knoten, lockerer zu werden.

Du kannst das, was während einer Krise geschieht, auch mit dem Bild einer Strömung beschreiben, die dich aufs offene Meer hinausträgt.
Kämpfst du gegen die Strömung an, erschöpfst du damit lediglich all deine Kräfte, denn die Strömung ist stärker als du. Lass dich daher einfach von der Strömung tragen, bis sie dich wieder freigibt.

Erlaub dir, deinen Widerstand gegen den Prozess der Verwandlung aufzugeben.

DU BIST JETZT DORT, WO DU SEIN MUSST.

Gefühle

Gefühle sind einfach da.

Gefühle sind nicht logisch.

Sie sind nicht richtig oder falsch.
Sie sind nur einfach da.
Wenn wir sie akzeptieren, bleiben sie
ein Weilchen bei uns

und ziehen dann weiter.

Gefühle sind wie das Wetter.

Manchmal fällt Regen.

Dann hört es auf zu regnen, die Sonne zeigt sich.
Hin und wieder gibt es Gewitter,
aber auch sie ziehen vorüber.

Mit unseren Gefühlen ist es genauso.

Unsere ungeliebten Gefühle

Zorn
Schuldgefühle
Angst
Zweifel
Bitterkeit
Eifersucht
Scham
Hass
Gewissensbisse
Neid
Trauer
Groll
Verzweiflung
Unsicherheit

Wir sind dazu erzogen worden,
bestimmte Gefühle nicht zu zeigen.

Es ist uns peinlich (auch vor uns selbst) zuzugeben,
dass wir solche Gefühle haben.

Aber langfristig bringt es uns nicht weiter,
wenn wir diese Gefühle verleugnen oder bekämpfen.

Im Inneren des Vulkans

Unsere Gefühle in uns zu vergraben ist eine Methode,
die nicht funktioniert.
Genauso gut könnten wir versuchen,
einen Lava speienden Vulkan zuzustöpseln.

IMMER MEHR DRUCK
BAUT SICH AUF UND
ENTLÄDT SICH IN
EINER EXPLOSION!

Verdrängte Gefühle brechen mit solcher Heftigkeit aus,
dass wir sie nicht mehr kontrollieren können.
Oft gerade dann, wenn wir es am wenigsten wollen
oder nicht damit rechnen. Das einzige, was uns hier helfen
kann, ist Achtsamkeit gegenüber all unseren Gefühlen –
einschließlich derer, die wir nicht mögen.

ACHTE

auf deine Gefühle

Achtsamkeit bedeutet wahrnehmen,
nicht beurteilen
Durch Achtsamkeit wird dir bewusst,
was vorher im Dunkel des Unbewussten lag.

Öffne dein

inneres

Ohr

Je mehr du in dich hineinhorchst,
desto mehr Möglichkeiten offenbaren sich dir.
Je tiefer du in dich hineinhorchst,
desto zuverlässiger findest du heraus,
was du dir wirklich wünschst.

Wer bin ich?

Wir sind dazu erzogen,
bestimmte Seiten von uns
zu unterdrücken, von denen
wir glauben, dass unsere Umwelt
sie nicht mag oder ablehnt.
Da wir niemanden vor den Kopf
stoßen möchten, schneiden wir die
»skandalträchtigen« Szenen aus dem
Film, den wir der Welt von uns zeigen.

Am Schluss sind wir sogar selbst
davon überzeugt, dass wir
der gekürzten Fassung entsprechen.

Wut
Konkurrenzdenken
Angst
Eifersucht
sexuelle Empfindungen
Selbstzweifel

Ich lüge nicht.
Ich bin nicht eifersüchtig.
Ich darf nicht weinen.
Ich darf keinen Fehler machen.

Jene Seiten an uns, die wir am liebsten ganz vergessen möchten, haben eine recht aufdringliche Art, uns immer wieder auf ihre Existenz hinzuweisen. Wenn wir so tun, als gäbe es sie nicht, müssen wir Schwerstarbeit leisten.
Ich muss mich zusammenreißen.

Wir können uns nicht entspannen und den Dingen ihren Lauf lassen, wenn wir dauernd aufpassen müssen, dass nicht plötzlich eine unserer »unakzeptablen« Seiten hervorblitzt.
Wirke ich nervös?

Erst wenn wir ALLE Aspekte unseres Wesens akzeptieren – ob wir sie nun mögen oder nicht –, können wir das Leben als Ganzheit erfahren. Wie die Natur den Wechsel der Jahreszeiten, so brauchen auch wir die Eiseskälte des Winters und die Gluthitze des Sommers – wir brauchen sowohl beide Extreme als auch das ganze Spektrum dazwischen.

Wir brauchen alles.

Wenn du die Trauer nicht zulässt, beraubst du dich auch deiner Freude.

Uns selbst ganz annehmen

Der Gedanke, das ganze Spektrum unserer Gefühle zuzulassen, verursacht uns zunächst Unbehagen. Aber die verdrängten Anteile, die wir nun wieder »heimholen«, machen NICHT unser ganzes Wesen aus. Wir sind mehr als das, auch wenn es uns manchmal anders erscheint.

Lass zu, dass du dich

verwandelst und

wächst,

auch wenn der Prozess schmerzhaft ist.

NIMM DEINE GEDANKEN UND
GEFÜHLE AN IM HIER UND JETZT.

Sie werden bald weiterziehen.

Ablenkungsmanöver

Gerade in der ersten Phase einer Krise verwenden wir viel Energie darauf, uns von unseren Problemen abzulenken. Wir:

gehen voll und ganz in der Beschäftigung mit Dingen auf, die nichts mit unserem Problem zu tun haben (wie z.B. Zeitungsberichte oder Klatschnachrichten)

sind von einer überdrehten Lustigkeit, während uns im Innersten zum Weinen ist

verwenden unsere ganze Zeit darauf, die Probleme anderer Leute zu lösen

hängen Tag und
Nacht vorm
Fernseher

flüchten uns in
Arbeit oder in
Vergnügungen

lenken uns ab mit allen
Arten von Suchten:
Alkohol, Rauschgift,
Zigaretten, Sex, Kaffee,
Schlafmitteln,
Antidepressiva,
Beruhigungsmittel

Wir sind Meister in der Kunst der Ablenkung.

Ablenkungsmanöver erkennen

Versuch zu erkennen, womit du dich von deinen Problemen ablenkst. Deine Ablenkungsmanöver gehören zum natürlichen Ablauf des Krisenprozesses.

Alles hat seine Zeit.
Ablenkung hat ihre Zeit, Verdrängen hat seine Zeit,
Wahrnehmen und Akzeptieren haben ihre Zeit.

An welchem Punkt stehst du im Augenblick?

Wo du auch
gerade bist,
du wirst nicht
immer dort sein.

Zeit zum Aufhören

Längerfristig verwandeln uns unsere Ablenkungsmanöver in so etwas wie Zombies.

Wir verbrauchen ungeheuer viel Energie, wenn wir versuchen, uns gegen Veränderungen zu sperren oder sie aus unserem Bewusstsein zu verdrängen.

Auf diese Weise schaffen wir uns bloß zusätzliche Probleme und erzeugen ein größeres Maß an Leid als die Krise selbst.

Betrachte deine Handlungen aufmerksam.
Frage dich, was dir deine Ablenkungsmanöver einbringen.
Was kosten sie dich?

Wenn du bereit bist, wird ein kleiner Schalter in dir angeknipst, und du bist stark genug für den nächsten Schritt.

Vertrau auf das, was geschieht!

allein

Manchmal haben wir das Gefühl, die Gegenwart anderer Menschen nicht ertragen zu können, nicht einmal derjenigen, die uns helfen möchten.

Wir fühlen uns wie ein verwundetes Tier,

das

sich

irgendwo im

Dunkeln

verstecken möchte.

Wenn das so ist,
dann ist das auch in Ordnung.
Das gehört zum Prozess der
Verwandlung und dauert nicht ewig.
Aber wir dürfen nicht vergessen,
dass wir auch Hilfe brauchen.

Verschließ dich nicht zu lange!

Ich bin eine Insel

Wenn du dich einmal gegen deine Mitmenschen verschlossen hast, ist es schwer, sie wieder in dein Leben zu lassen.

Dann solltest du darauf achten, was in dir vorgeht.

- Wie fühlst du dich in Gegenwart anderer Menschen?
- Worüber redest du mit ihnen?
- Wie verschließt du dich gegen sie?
- Was gewinnst du dadurch?
- Wie fühlt sich dein Körper an?

Deine Beobachtungen könntest du in ein Tagebuch schreiben oder als Zeichnung zum Ausdruck bringen – ganz, wie du Lust hast.

Es gibt kein Gesetz, das dich zwingt, deine Gefühle zu verändern: Nimm sie einfach nur wahr.

Manchmal möchten wir allein sein,
weil wir uns schlecht fühlen.
Das ist ganz normal, wenn man gerade
eine Krise durchsteht.

Ich bin an allem schuld.

Es tut mir so Leid, dass ich allen Kummer bereite.

Niemand kann mich leiden.

Ich hätte das nicht zulassen dürfen.

Achte auf deine Gefühle.

VERGISS NICHT,
DASS DAS EINFACH
NUR GEFÜHLE
SIND, DIE DU EMPFINDEST.
DEINE FURCHT
MUSS NICHT UNBEDINGT
DEN TATSACHEN
ENTSPRECHEN.

Der innere Kritiker

Wir alle haben einen fiesen kleinen Mann im Ohr, der uns immer wieder zuraunt:
Das kannst du nicht.

Erleben wir einen Misserfolg, fährt er sofort schwereres Geschütz auf:
Du verdienst es nicht, glücklich zu sein.

Und irgendwann schafft er es, uns zu überzeugen, und wir glauben tatsächlich, dass wir kein Recht auf Liebe oder Anerkennung haben.

Aber das stimmt nicht!

Wir alle haben ausnahmslos ein Recht auf Liebe

Unser Recht auf Glück

Reißt dein innerer Kritiker das Wort an sich, solltest du achtsam registrieren, was gerade in dir abläuft, und ihm mit Bestimmtheit mitteilen, dass er verschwinden soll. Dann neutralisierst du seine negativen Suggestionen gezielt mit positiven Botschaften.

Ich wachse und lerne täglich.

Ich liebe, achte
und schätze mich.

Ich habe die Kraft,
mich selbst zu heilen.

Eine positive Haltung dir selbst gegenüber

Sprich dir diese positiven Botschaften morgens und abends vor. Wiederhole sie, wenn du in den Spiegel blickst. Schreib sie täglich in dein Tagebuch oder auf Karten, die du so anbringst, dass du sie immer sehen kannst.

Anfangs kommt dir das vielleicht komisch vor und macht dich verlegen. Aber mit der Zeit gewöhnst du dich daran. Du darfst dich nur nicht entmutigen lassen. Je mehr positive Botschaften du dir selbst sendest, desto besser. Negative Suggestionen haben eine große Kraft.

DU BENÖTIGST ZEIT UND VIEL ÜBUNG,
UM WIEDER INS GLEICHGEWICHT ZU KOMMEN.

Roll den roten Teppich für dich aus

Noch ein paar weitere Vorschläge für positive Botschaften:

Ich nehme neues Wissen leicht und freudig auf

Ich bin bereit, mein wahres Selbst kennen zu lernen und zu leben

Ich wachse und gedeihe, weil ich meine Lebensaufgabe erfülle

Ich bin in jeder Hinsicht reich und wohlhabend

Ich schätze mich

Ich vertraue mir selbst. Ich weiß, was zu tun ist

Es macht mir Freude, mich schöpferisch auszudrücken

Meine Familie und meine Freunde lieben und unterstützen mich

Ich mag mich so, wie ich bin

Ich kann um Hilfe bitten, wenn ich sie brauche

Ich darf Fehler machen

Ich bin mir wichtig

Gönne dir selbst so oft wie möglich, was dir Freude und Genuss bereitet:

- ausgiebige Duftbäder
- Spaziergänge in schöner Umgebung
- deine Lieblingsmusik anhören
- Selbsthilfebücher lesen
- Aromaöle verwenden

Zeit
mit Kindern
oder Tieren
verbringen

sich selbst
zum Essen
ausführen

Kerzen-
licht

inspirierende
Bilder
aufhängen

zu dir
selbst
nett sein

Die helfende Energie der Natur

Wann immer es möglich ist, solltest du in die freie Natur hinausgehen. Ihre Schönheit gibt dir Kraft und nährt deine Seele.
Betrachte die Farben von Blättern und Blumen,

nimm sie

in dich auf

Steig auf einen Hügel und genieße das Panorama.
Sieh, wie sich die Landschaft mit den
Jahreszeiten verändert. Mach Fotos, zeichne,
sammle Blätter, Steine oder Tannenzapfen.

Wir alle sind Teil der Natur, und die Natur heilt uns an Körper, Geist und Seele.

Eines Tages wirst du erwachen und
es wird auch in deiner Seele Frühling sein.
Du wirst dich leichter und freier fühlen.
Der Schmerz hat dich verlassen.
Vertrau auf das, was geschieht.

Angst

Veränderungen konfrontieren uns mit der Angst vor dem Ungewissen.
Ständig fragen wir uns: Was, wenn …?
Dann sollten wir von unserer Angst einen Schritt zurücktreten und sie einfach beobachten.

Welche körperlichen Empfindungen löst die Angst in dir aus? Oft weiß dein Körper schon vor deinem Kopf, dass du Angst hast.

Mir ist schlecht.

Ich zittere.

Wie wirkt sich die Angst auf deinen Geist aus?

Ich kann mich nicht konzentrieren.

Das geht mir nicht mehr aus dem Kopf.

Welchen Einfluss hat sie auf deinen Alltag?

Ich kann nicht mehr aus dem Haus gehen.

Ich kann mit niemandem reden.

Du hast Angst,
aber du bist nicht deine Angst.
Lass alle WAS, WENN los
und achte auf das, WAS IST.

Du bist nicht allein

Krisen gehören zu unserem Leben. Jeder macht sie durch.

Bankdirektoren

Lehrer

Busfahrer

Ärzte

Buchhalter

jeder

Kassierer

Finanzbeamte

Politiker

der Mann/die Frau auf der Straße

Rechtsanwälte

In einer Krise solltest du dich immer wieder daran
erinnern, dass sie für dich auch etwas bereithält:
Veränderung, Wachstum, Schönheit, Verwandlung.

Du musst nicht an deinen alten Mustern
kleben bleiben. Du musst dich nicht ablenken,
gegen die Veränderung ankämpfen
oder sie verdrängen.
Es gibt auch einen anderen Weg:
Lass den Schmerz der Veränderung zu in dem
Bewusstsein, dass du ihm gewachsen bist.
Der Schmerz ist nur ein Teil von dir,
nicht dein ganzes Wesen.

Ein Wundermittel gibt's nicht

Es ist wirklich schwer, den Schmerz einer Krise zuzulassen. Wir möchten ihn erträglicher machen, ihn gern abstellen. In unserer Not klammern wir uns an jeden Strohhalm – einen neuen Partner, eine neue Wohnung, eine neue Stelle, Urlaub – in der Hoffnung, so den Schmerz loszuwerden.
Das sind Trostpflaster, mit denen wir uns eine Zeit lang besser fühlen, aber wirklich gelöst haben wir unsere Probleme nicht. Lösungen stellen sich nicht einfach über Nacht ein. Wir können sie nicht herbeizwingen.

Du solltest dich so gut es geht in Geduld üben.
Der Schmerz hat seine eigene Dynamik.
Er wird verschwinden, wenn der Zeitpunkt
dafür gekommen ist – nicht, wann du es willst.

Vertrau auf das, was geschieht.

ZORN

Ich könnte jemanden verprügeln.

Am liebsten würde ich laut schreien

Ich koche innerlich.

Zorngefühle können dich regelrecht überwältigen. Es scheint, als wurde deine Wut alles andere auslöschen. Deine Emotionen achtsam zu beobachten kann dir in solchen Momenten helfen.

Beobachte, wie dein Körper reagiert und was sich in deinem Kopf abspielt, wenn du zornig bist.

Wenn du deine Emotionen beobachtest, dann distanzierst du dich ein Stück weit von deiner Wut. Je öfter du das machst, desto mehr Erfolg hast du damit.

Deine Wut ist nur 1 Teil von dir.

Du bist zornig, aber du bist nicht der Zorn.

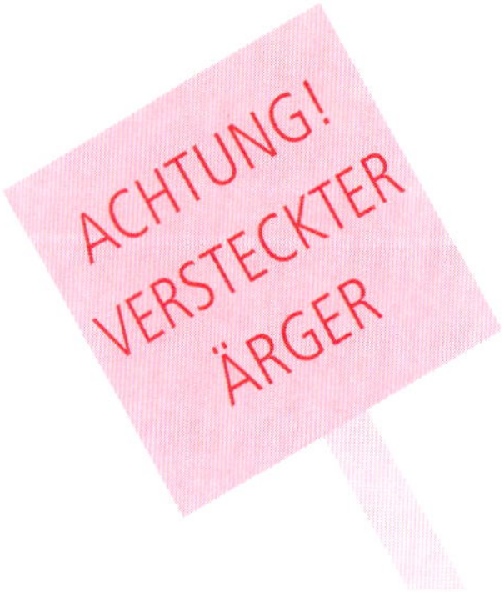

Viele von uns vergraben ihren Ärger

T
I
E
F
IN SICH

Wir wissen einfach nicht, wohin damit.

Vergrabener Ärger ist

Gift

Wir haben keinen Kontakt zu ihm, können ihn weder zum Ausdruck bringen noch auflösen. Er liegt in uns vergraben, beeinflusst alle unsere Entscheidungen, ohne dass es uns bewusst ist. Er kann uns in vielerlei Hinsicht krank machen.

Es gibt viel bessere Methoden, mit unserer Wut umzugehen. Wege, die uns einen sicheren, gewaltlosen und direkten Umgang mit dieser Emotion ermöglichen.

Sichere Wege im Umgang mit Zorn

Steck die Energie aus deiner Wut in sinnvolle Tätigkeiten:

- Küchenschrank aufräumen
- Gymnastik
- den Garten umgraben
- liegen gebliebene Arbeit beenden
- spazieren gehen
- dein Zimmer sauber machen

Nutze deine Wut, um kreativ zu sein.

trommeln

darüber schreiben

Malorgien veranstalten

das Zimmer dekorieren

zeichnen

WUT KANN EINE SEHR KONSTRUKTIVE, AUTHENTISCHE UND LEBENDIGE KRAFT SEIN

Wie drückst du deinen Ärger aus?
Wie würdest du ihn gerne ausdrücken?

Die Seele will gepflegt sein

Die tägliche Pflege unserer Gefühle ist genauso wichtig wie das Zähneputzen. Du solltest zwei Mal täglich, morgens und abends,
MIT EINEM TENNISSCHLÄGER AUF EINE MATRATZE SCHLAGEN.

Halte dabei den Schläger mit beiden Händen und lass ihn aufs Bett niederkrachen.

Grrrrrrrr!

Ich hasse dich!

ACHTUNG! Mach das nur, wenn du allein und ungestört bist. Die Leute könnten sich sonst wundern, was das für ein Krach ist. Und sieh nach, ob noch jemand im Bett liegt, bevor du zuschlägst …

Schuldzuweisungen

Manchmal möchten wir jemand anderen für unseren Schmerz verantwortlich machen.
Daran ist nur sie schuld! Sie hat gesagt, ich soll das tun.

Wären die anderen nicht so gemein gewesen, wären wir jetzt nicht in dieser Lage.
Ich bin im Recht, die anderen sind schuld.

Es kann uns in einem Gefühl der Sicherheit wiegen, wenn wir andere für unsere Krise verantwortlich machen. Aber durch Vorwürfe bleiben wir der Situation verhaftet und machen uns zu Opfern.

Willst du

RECHT HABEN

oder

GLÜCKLICH SEIN?

Die Entscheidung

liegt bei dir.

Mach dich nicht zum Opfer

Der Weg aus der Opferrolle:

ÜBERNIMM DIE
VERANTWORTUNG
FÜR DICH UND TRIFF
DEINE EIGENEN
ENTSCHEIDUNGEN.
HOLE DIR DEINE
KRAFT WIEDER.

Wenn dir andere Leute Ratschläge erteilen, dann entscheidest du, ob du sie annimmst oder nicht. Es liegt ganz bei dir.

Sei achtsam in deinen Entscheidungen.
Opfer sind Marionetten. Zieht man am Faden, so bewegen sie sich automatisch.

ACHTE DARAUF, OB GERADE DAS GLEICHE MIT DIR GESCHIEHT.

Und dann beginne damit,
die Fäden selbst in der Hand zu halten.

V

STEHT FÜR VERANTWORTUNG

Wenn wir die Verantwortung für unser Leben übernehmen, dann läuft auch mal was verkehrt. Wir sind Menschen und deshalb nicht perfekt. Wir machen Fehler.

F

STEHT FÜR FEHLER

Wir sollten nachsichtig mit uns sein, wenn eine
Sache nicht gleich beim ersten Mal klappt,
und selbst dann, wenn es auch beim zweiten
oder dritten Mal noch schief geht.
Wir lernen und wachsen an unseren Fehlern.
Jeder hat das Recht auf Fehler – auch du.

Kontrolle

Wir machen uns selbst gerne vor, dass wir unser Leben voll im Griff haben. Aber wie viel Kontrolle haben wir wirklich darüber?

Wir können nicht kontrollieren, was andere Menschen denken, fühlen oder tun. Wir haben keinen Einfluss auf Naturkatastrophen oder auf das Weltgeschehen wie z.B. Kriege oder Wirtschaftskrisen. Ständig geschehen irgendwelche Veränderungen in der Welt oder in uns selbst, auf die wir nicht den geringsten Einfluss haben.

Letztlich ist unser Glaube, die Dinge kontrollieren zu können, nichts weiter als eine Illusion.

Gelassenheit

Unsere Versuche, das Unkontrollierbare zu kontrollieren, sind nur ein schneller Weg zu Stress und Erschöpfung – ein Kampf auf verlorenem Posten, der unser Gefühl der Unsicherheit nur noch verstärkt, sonst nichts.

Wenn wir uns wirklich

dem Strom des Lebens

überlassen,

dann erlauben wir uns,

dass wir wachsen

und uns SICHER FÜHLEN.

Unterstützung

Wenn wir in einer Krise stecken, ist es lebenswichtig, echte Unterstützung zu bekommen.
Niemand muss Krisen allein durchstehen.
Wir brauchen Freunde, die uns zur Seite stehen:
die uns nicht verurteilen
die uns zuhören
die nicht versuchen, an uns herumzudoktern
die nichts von dem weitererzählen, was wir ihnen anvertrauen.

IN KRISEN BRAUCHEN WIR EINEN SICHEREN RAUM.

Du musst dir auch selbst eine Hilfe sein.
Sei nett zu dir. Iss vernünftig.
Gönn dir so viele Ruhepausen wie möglich.

Und sag zu allen Ratschlägen nein, von denen du
das Gefühl hast, dass sie für dich nicht richtig sind.

Unterstützung von außen

Du kannst Unterstützung finden bei

EINER SELBSTHILFEGRUPPE

DEINEM ARZT

EINEM PSYCHOTHERAPEUTEN

DEINEN FREUNDEN

DEINER FAMILIE

oder bei allen zusammen.

Manchmal kommt es vor, dass wir mit jemandem reden, und danach geht es uns schlechter als vorher.

Meistens handelt es sich dabei um Menschen, die
uns erzählen, was wir tun oder
wie wir uns fühlen sollten
anderen erzählen, was wir ihnen anvertraut haben
nicht zuhören und nur selbst reden wollen
sagen, dass wir uns alles bloß einbilden
uns Vorwürfe machen.

VERLASS DICH AUF DEINE GEFÜHLE

Sag, was du auf dem Herzen hast

Unsere Mitmenschen sind keine Gedankenleser. Sie können dir nur dann geben, was du möchtest, wenn du es ihnen klar sagst.
Und je klarer du deine Wünsche äußerst, desto größer ist die Wahrscheinlichkeit, dass du die Hilfe bekommst, die du brauchst. Welche Art von Hilfe brauchst du in diesem Moment?
Versuch, eine Liste zu erstellen.

Wenn du momentan noch nicht weißt, was du möchtest, dann ist das auch in Ordnung. Nur Geduld, bald verfügst du über genügend Erfahrung.

Könntest du morgen auf mein Kind aufpassen?

Könntest du mich zum Anwalt begleiten?

Ich möchte jemanden, der mir zuhört.

Ich möchte über die ganze Sache reden.

Können wir uns abwechseln?

Ich brauche Zeit für mich.

Ich möchte, dass wir mehr zusammen unternehmen.

Kannst du mir bei diesem Brief helfen?

Ich möchte, dass du heute Nacht bei mir schläfst.

Kochst du am Wochenende?

Bitte nimm mich in den Arm.

Tun …

Kinder Haushalt Arbeit Freunde Eltern soziale Verpflichtungen

Die meiste Zeit TUN wir irgendwas, rennen von hier nach da, versuchen, alles unter einen Hut zu bekommen.

... und sein

Vergiss nicht, dir Zeit zu nehmen für das

Sein

Lass deiner **Seele Flügel wachsen.**
Nimm dir jeden Tag etwas Zeit, dich mit Dingen zu beschäftigen, die dein Herz höher schlagen lassen.

Dazu brauchst du keinen besonderen Ort, denn das Entscheidende geschieht in deinem Inneren.
Es ist egal, wo du gerade bist oder was dich inspiriert: Musik hören, den Sonnenuntergang betrachten, spazieren gehen ... wenn etwas dein Herz erfreut, dann ist es richtig.

Eine Möglichkeit von vielen, um deine Seele zu beflügeln.

Setz dich in einen bequemen Stuhl,
steck das Telefon aus und sei ganz bei dir.

Konzentriere dich auf deine Atmung.
Versuch nicht, sie zu beeinflussen. Nimm
sie einfach wahr und lass sie geschehen.

Spüre in deinen Körper hinein,
ob es irgendwo Spannungen gibt.
Die Spannung wahrzunehmen genügt
manchmal schon, um sie aufzulösen.

Lass alle Gedanken, Gefühle und
Körperempfindungen, die auftauchen,
einfach da sein. Widme keiner von
ihnen deine besondere
Aufmerksamkeit. Du bist nur ein
unbeteiligter Beobachter.
Betrachte sie und lass sie gehen.

Such einen Ort der Stille in dir und bleib
dort, solange es dir gefällt.
Dieser innere Ort ist immer da.
Wann immer du willst, kannst du
hierher zurückkehren.

Verschaff dir Freiraum

für Kreativität in deinem Leben.
Schöpferische Arbeit ist ein Weg, auf dem wir mehr über
uns selbst herausfinden können.

Du bist wichtig

Suche Dir die passende aus. Vielleicht bist Du kreativ, ohne es zu wissen: etwa als Koch oder Gärtnerin? Es gibt viele Möglichkeiten, schöpferisch zu sein.

Kreativ sein heißt nicht, dass du plötzlich Kunstwerke erschaffen sollst, sondern dass du Möglichkeiten findest, deinem Inneren Ausdruck zu verleihen. Du wirst überrascht sein, was du auf diesem Weg alles über dich herausfindest.

Du brauchst das, was du gemacht hast, niemandem zu zeigen.
Wenn schöpferisches Arbeiten noch völliges Neuland für dich ist, dann hab Geduld mit dir. Es kann ein Weilchen dauern, bis deine Kreativität in Fluss kommt. Je mehr du daran arbeitest, desto leichter wird es dir fallen.

AKZEPTANZ

Die Dinge akzeptieren heißt, dass wir uns von alten, überlebten Verhaltensmustern befreien, die uns sonst nur noch behindern würden.

Die Dinge zu akzeptieren gibt uns

KRAFT

Dann sind wir in der Lage, das Ganze zu sehen.
Das ist das Ziel,
das wir die ganze Zeit vor Augen hatten.

Ich akzeptiere mich selbst.

Ich akzeptiere meine
Mitmenschen.

Ich akzeptiere,
was geschehen ist.

Die Dinge zu akzeptieren ist die letzte Phase im Verlauf einer Krise.

Die einzelnen Phasen können jedoch unterschiedlich lang dauern und auch gleichzeitig auftreten.

Bei manchen Veränderungen fällt es uns leichter, die neue Situation zu akzeptieren, trennen wir uns schneller von unseren alten Überzeugungen und schaffen neuen Perspektiven Raum.

Je bereitwilliger wir die Veränderungen akzeptieren können, desto leichter fällt uns die Verwandlung.

Vielleicht ist dein Verwandlungsprozess noch nicht völlig abgeschlossen.

VERTRAU AUF DAS, WAS GESCHIEHT

Deine Wunschliste für ein neues Leben

Wovon wünschst du dir mehr in deinem Leben?

Liebe ★ harmonische Beziehungen ★ Weisheit

Schreib alles auf, was du dir wünschst.

Verständnis ★ Spaß ★ Selbstachtung ★ Ganzheit

Wie würde sich dein Leben verändern,
wenn dein Wunsch in Erfüllung geht?

Sicherheit ★ Frieden ★ Erfüllung ★ Aufrichtigkeit ★ Vertrauen

Woran würdest du erkennen,
dass du es geschafft hast?

Leidenschaft ★ Lachen ★ Fühlen ★ Offenheit ★ Vergebung

Schließ deine Augen und warte, bis für jeden Punkt auf deiner Wunschliste in deinem Inneren ein Bild entsteht. Visualisiere das Bild so klar wie möglich. Wenn du damit fertig bist, kannst du die Liste weglegen. Arbeite mit deinen Bildern so oft wie möglich. Ruf dir dabei immer wieder ins Gedächtnis, was sie für dich bedeuten.
Mach das drei Monate lang und hole dann deine Liste wieder hervor. Ist in deinem Leben Freiraum entstanden für die Eigenschaften und Erfahrungen, nach denen du suchst?

... Glaube daran, und alles wird möglich.

Das verborgene Geschenk

Jede Krise hält auch ein Geschenk für uns bereit. Wir können es vielleicht nicht sofort erkennen, aber es ist da. Daran sollten wir von Zeit zu Zeit denken.

Welches Geschenk könnte das sein?

- ★ *mehr Authentizität im Leben*
- ★ *mehr das Gefühl zu haben, ich selbst zu sein*
- ★ *eine innere Bereicherung empfinden, als wärst du gewachsen*
- ★ *mehr Klarheit und die Fähigkeit, bewusster zu entscheiden*
- ★ *größere Wertschätzung für dein tägliches Leben*

Jedes Geschenk ist einzigartig. Man kann nicht vorhersagen, was es sein wird. Du wirst es erkennen, wenn es da ist.

Was ist dein Geschenk?

SELBSTHILFE IM KRISENFALL: DIE GRUNDREGELN

★ **SUCHE QUALIFIZIERTE HILFE.** Wenn es dir schwer fällt, mit Freunden oder Familienangehörigen offen über deine Probleme zu sprechen, dann wende dich an deinen Arzt oder einen Therapeuten. Oder ruf bei einer der Hilfsorganisationen an, die auf Seite 128 aufgelistet sind. Kompetente Beratung ist eine echte Hilfe. Niemand muss Krisen allein durchstehen.

★ **ISS GUT UND AUSGIEBIG.** Essen ist vielleicht das Letzte, wonach dir der Sinn steht, aber dein Körper wird mit seelischen Belastungen besser fertig, wenn du ihn nicht aushungerst. Du bist es wert, dich gut zu ernähren.

★ **RUH DICH AUS.** Wenn du nicht schlafen kannst, dann hilft es schon, wenn du dich öfter hinlegst. Wenn Schlaflosigkeit für dich zum echten Problem wird, dann sprich mit deinem Arzt und versuch auch verschiedene Naturheilmittel.

★ **LEICHTE KÖRPERLICHE BETÄTIGUNG.** Wenn du genügend Energie hast, könntest du in der freien Natur spazieren gehen. Das entspannt, macht Appetit und fördert den Schlaf.

★ **ERLERNE TECHNIKEN ZUM STRESSABBAU.** Beispielsweise Meditation und bewusste, langsame Tiefenatmung können dich gut durch Stressperioden bringen. Mit diesen Methoden erreichst du sicherlich mehr, als wenn du mit Hilfe von Alkohol, Drogen oder sonstigen Ablenkungen vor deinen Problemen flüchtest.

★ **HÖRE IN DICH HINEIN.** Du kannst mit Krisensituationen besser umgehen, wenn du dir bewusst machst, was in dir körperlich, geistig und seelisch vorgeht.

★ **VERTRAU AUF DAS, WAS GESCHIEHT.** Was du auch anstellst, die Krise dauert so lange, bis sie ihren natürlichen Endpunkt erreicht hat.

Es ist weniger schmerzlich und kräftezehrend, wenn du die Krise akzeptierst, anstatt dich ihr mit aller Kraft zu widersetzen.

★ **ARBEITE AN DEINER SELBSTACHTUNG.** Neutralisiere die negativen Botschaften deines inneren Kritikers mit positiven Gegensuggestionen. Liste deine Stärken auf.

Behandle dich selbst so gut wie möglich. Selbstanklagen und Schuldgefühle können dir nicht im Geringsten aus deiner Krise helfen.

★ **KEINE SCHULDZUWEISUNGEN.** Wenn du deine Energie darauf verwendest, anderen Vorwürfe zu machen, bleibst du in der Opferrolle gefangen. Konzentriere dich lieber darauf, was du tun kannst, um deine Situation zu erleichtern.

★ **ENTSCHEIDE DICH FÜR DIE HOFFNUNG.** Der Schmerz, den du in einer Krise erlebst, dauert nicht ewig. Zuversichtlich in die Zukunft zu blicken und dir vorzustellen, wie es dir wieder gut geht, ist eine wirkungsvolle – und auch realistische – Einstellung.

ANDEREN DURCH EINE KRISE HELFEN

★ **ZUHÖREN.** Hör mit ungeteilter Aufmerksamkeit zu, auch wenn sich dein Gesprächspartner wiederholt oder du ihm bisweilen gedanklich nicht folgen kannst. Vielleicht glaubst du, dass durch Zuhören nicht viel gewonnen ist, aber in vielen Fällen ist das die beste Art, wie wir jemandem helfen können.

★ **LASS IHNEN IHRE GEFÜHLE.** Lass dem Menschen, dem du helfen willst, seine Gefühle, ganz egal, wie sie beschaffen sind. Versuch nicht, ihn aufzuheitern, sag ihm nicht, er soll nicht traurig oder zornig sein. Heftige Emotionen sind normal für eine Krise. Je mehr wir sie zum Ausdruck bringen, desto schneller verläuft der Heilungsprozess.

★ **KEINE WERTUNGEN.** Wenn Menschen in einer Krise stecken, dann arbeitet ihr innerer Kritiker auf Hochtouren. Negative Botschaften und Kritik aller Art (»Ich hab es dir doch gleich gesagt!« oder »Das ist doch Blödsinn!«) sind das Letzte, was sie jetzt brauchen können.

★ **KEIN »DU SOLLTEST« ODER »DU MUSST«.** Es ist ihre Krise. Sie selbst müssen ihre Entscheidungen treffen und sich ihr Urteil bilden – wenn SIE so weit sind.

★ **SAG IHNEN NICHT, WAS SIE TUN SOLLEN.** Ein Ratschlag, der dir völlig vernünftig vorkommt, kann einen Menschen, der in einer Krise steckt, völlig aus der Fassung bringen. Vorschläge unterbreiten ist in Ordnung, aber du musst bereit sein, das Thema fallen zu lassen, auch wenn du dir noch so sicher bist, dass du die richtige Lösung kennst.

★ **VERTRAU AUF DAS, WAS GESCHIEHT.** Ermutige dein Gegenüber, das Gleiche zu tun. Spiegle ihm ab und zu deine Gedanken und Gefühle wider, und wiederhole, was er gerade gesagt hat. Sagt jemand: »Ich habe die Kontrolle verloren«, kannst du sagen: »Du hast das Gefühl, die Kontrolle verloren zu haben.« Wenn wir unsere Worte aus dem Mund eines anderen hören, kann das recht aufschlussreich für uns sein.

★ **ERINNERE SIE DARAN,** dass ihre momentanen Gefühle nur ein Teil von ihnen sind, auch wenn sie im Augenblick den Eindruck haben, von diesen Emotionen völlig vereinnahmt zu werden.

★ **SAG IHNEN, DASS DU SIE MAGST/DICH UM SIE SORGST,** auch wenn du meinst, dass sie das schon wissen.

★ **MACH DIR KLAR, WIE VIEL HILFE DU GEBEN KANNST.** Auch wenn du den Eindruck hast, den anderen durch alle Stürme begleiten zu können, solltest du dich ehrlich fragen, wie viel du auf Dauer wirklich geben kannst.

★ **Zu guter Letzt ... ACHTE AUF DICH SELBST.** Wenn wir jemanden durch eine Krise begleiten, können wir uns am Ende selbst ausgebrannt fühlen. Achte auf deine Empfindungen, auf das, was in dir vorgeht. Nimm dir immer genügend Zeit, dich zu entspannen und zu erholen, wenn du es brauchst.

Über Sally-Ann Lipson

Es war 1989. Ich arbeitete als Theateragentin, wollte mich aber beruflich neu orientieren. Ich kündigte und nahm mir ein paar Monate Zeit, um über meine weiteren Berufspläne nachzudenken. In der Rückschau erkenne ich, dass ich mir damals unbewusst den nötigen Freiraum verschafft habe, mein ganzes unerwünschtes Marschgepäck loszuwerden: all den Ballast, den uns das Leben auf die Schulter packt. Die äußere Form meines Lebens hatte sich in den vorangegangenen paar Jahren drastisch verändert, und langsam – und ungeheuer schmerzlich – hat sich auch meine innere Welt verändert. Ich fühlte mich unsicher und verletzlich.

Ich arbeitete in Teilzeit für eine liebe Freundin, an deren Schulter ich mich oft ausweinte. Nachdem sie mir viele Stunden zugehört hatte, machte sie mir schließlich den Vorschlag, doch einmal mit einer Psychosynthese-Beraterin zu sprechen. Sie nannte mir einen Namen und gab mir eine Telefonnummer. Ich kann mich noch erinnern, wie nervös und enttäuscht ich nach unserer ersten Begegnung war. Ich wollte über so vieles reden, ich fühlte mich angefüllt bis zum Platzen. Sie andrerseits versuchte völlig zurecht, zunächst einmal ein klares Bild von meiner Lebensgeschichte zu bekommen. Aber welch unglaubliche Erleichterung waren die darauf folgenden Sitzungen. Ich lernte, mich von meinen übermächtigen Gedanken und Gefühlen zu entlasten. Und allmählich lernte ich auch trotz aller Verwundbarkeit zu erkennen, dass diese Gefühle nicht mein ganzes Selbst ausmachten. Zuerst geschah alles nur auf der verbalen Ebene, doch allmählich begann ich auch von innen her zu wachsen.

Psychosynthese faszinierte mich von Anfang an. Sie schien das ideale Gegengewicht zu dem Prozess, den ich gerade durchmachte. Ich hatte das Gefühl, nach Hause zu kommen, dass mein Leben ausgeglichener wurde, ich mehr Möglichkeiten hatte, Entscheidungen zu treffen und es mich bereicherte. Da mich die menschliche Psyche interessierte, ermutigte mich meine Beraterin, einen Einführungskurs in die Psychosynthese zu machen. Dann kam eins zum anderen und plötzlich fand ich mich in einer richtiggehenden Berufsausbildung wieder. 1996 absolvierte ich meinen Abschluss, und seitdem arbeite ich selbst als Beraterin.

Wenn jede Krise auch ein Geschenk für uns bereithält, dann war das in meinem Fall die Entdeckung der Psychosynthese. Sie gab mir die entsprechenden Werkzeuge in die Hand, um mehr Tiefe, mehr Sinn und mehr Freude in mein Leben zu bringen.

Dieses Buch zu schreiben glich für mich einem Reinigungsprozess. Es hat mir seelisch durch eine Krise geholfen. Ich möchte Kathryn Cave danken, dass sie mir den Anstoß dazu gab, für ihre Vision, Geduld und Kreativität. Meiner Gruppe für die Zeit, die Ermutigung und die Weisheit, die sie mir geschenkt hat. Meinen Kindern, Stiefkindern und Enkelkindern für ihre Liebe und Inspiration. Und meinem Mann Robert – er ist der Wind unter meinen Flügeln.

ADRESSEN VON HILFSORGANISATIONEN

DEUTSCHLAND

Opferhilfe Hamburg e.V.
(Missbrauchsopfer)
Tel.: 0 40 – 38 19 93

Al-Anon Familiengruppen – Selbsthilfegruppen für Angehörige von Alkoholikern
Tel.: 02 01 – 77 30 07

Anonyme Alkoholiker (AA) Interessengemeinschaft e.V.
Tel.: 0 89 – 3 16 43 43

Pro Familia
Bundesverband
Tel.: 0 69 – 63 90 02

Verband alleinstehender Mütter und Väter – Bundesverband e.V.
Tel.: 02 28 – 35 29 95

AFS Arbeitsgemeinschaft freier Selbsthilfegruppen e.V.
Tel.: 0 93 31 – 33 94

Deutscher Psychotherapeutenverband e.V.
Bundesgeschäftsstelle
Tel.: 0 30 – 2 35 00 90

ÖSTERREICH

Berufsverband Österreichischer Psychologinnen und Psychologen
Help-line: 01 – 407 91 92
(Di. 13.30–15.30 Uhr; Do. 10.00–12.00 Uhr)

Anonyme Alkoholiker (AA) Zentrale Kontaktstelle Wien
Tel.: 01 – 799 55 99
(Täglich 18–21 Uhr)

Opferhilfe Österreich
Hotline 07 114 – 200 155
(Österreichweit zum Ortstarif)

SCHWEIZ

Schweizerische Fachstelle für Alkohol- und andere Drogenprobleme (SFA), Lausanne
Tel.: 021 – 321 29 11

Föderation der Schweizer Psychologinnen und Psychologen (FSP), Bern
Tel.: 031 – 382 03 77

Schweizerischer Verband allein erziehender Mütter und Väter
Tel.: 031 – 351 77 71